NOUVELLE MÉTHODE

DE TRAITER ET GUÉRIR

LA GOUTTE

PAR

N. G. P. M. A. OLINET,

Docteur en médecine de la faculté de Paris, chevalier de la Légion-d'Honneur, chirurgien du 2e régiment de grenadiers à pied de la garde impériale, médecin du bureau de bienfaisance du 5e arrondissement de Paris.

PARIS,

CHEZ DUSSILLION, RUE LAFITTE, 40.

BAILLARD, FAUBOURG ST-MARTIN, 51.

1842

NOUVELLE MÉTHODE

DE TRAITER ET GUÉRIR

LA GOUTTE

PAR

N. G. P. M. A. OLINET,

Docteur en médecine de la faculté de Paris, chevalier de la Légion-d'Honneur; chirurgien du 2e régiment de grenadiers à pied de la garde impériale, médecin du bureau de bienfaisance du 5e arrondissement de Paris.

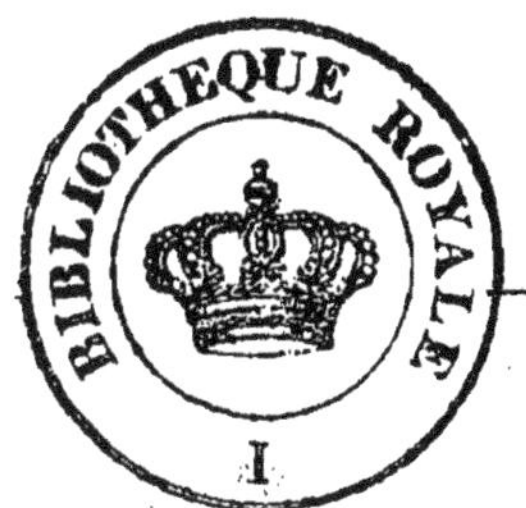

PARIS,

CHEZ DUSSILLION, RUE LAFITTE, 40.
BAILLARD, FAUBOURG ST-MARTIN, 51.

1842

Imprimerie de MOQUET et HAUQUELIN, rue de la Harpe, 90.

A mon excellent et digne ami

Bougout,

Médecin à Villeneuve la Guyard, département de l'Yonne.

Je vous adresse, mon digne ami, une première lettre, sur une maladie bien ancienne, bien douloureuse, et réputée jusqu'à ce jour comme réfractaire à tous les traitements employés pour la combattre. L'idée que cette grave affection est incurable est tellement et si généralement admise, que je sais déjà par expérience que, pour détruire cette erreur, il me faudra du temps, et qu'elle ne cessera que lentement devant les faits. Mais aussi, il faut convenir que si cette opinion est si grandement répandue, elle est en quelque sorte justifiée par l'expérience; car jusqu'ici la goutte mal étudiée, n'était et ne pouvait être nullement traitée avec succès, les médicaments les plus disparates étaient prescrits, et les malheureux podagres n'en souffraient que plus et plus longtemps. Étant goutteux, j'ai fait pour la goutte ce que les naturalistes font pour étudier les diverses productions de la nature, et ce que M. Serres, membre de l'Institut, a mis si brillamment en usage dans son beau traité de l'organogénie. J'ai donc observé la goutte à l'état d'incubation, et j'ai vu qu'elle était une maladie, qui parcourait ses périodes et avait un mode particulier de terminaison. Cette marche toute nouvelle de procéder m'a procuré d'immenses avantages sur mes devanciers, qui le plus souvent n'ont décrit cette affection, que, parvenue à l'état adulte, et même plus, sans faire connaître les phases antérieures, et par conséquent la terminaison spontanée. Aussi, que d'erreurs dans leurs écrits, que de mécomptes pour ceux tentés de suivre leurs préceptes, que de remèdes de toute nature prescrits pour combattre des symptômes, qui nés d'une même cause, doivent céder aux mêmes moyens ! Aussi, trouve-t-on pronés tour à tour les évacuations sanguines locales ou générales, les purgatifs, les toniques, les topiques locaux de toutes espèces et de toutes variétés, les eaux minérales les plus dissemblables; moyens tous indiqués comme des panacées, et qui depuis longtemps sont tombés justement dans l'oubli. Leur grand nombre suffirait même comme une preuve incontestable de leur nullité ; car les maladies les mieux connues, les plus heureusement traitées, ne sont combattues que par un très-petit nombre de médicaments : telles les fièvres intermittentes, la syphilis.

Vous verrez que je n'ai pas suivi la même voie que les médecins qui m'ont précédé. Dans le premier chapitre, j'émets quelques idées générales que je n'aurais pu placer convenablement dans le second. Celui-ci renferme exclusivement, le portrait *daguerréotypé* de la goutte, si je puis parler ainsi ; j'ai rejeté tout ce qui peut s'observer plus tard, lorsque déjà cette maladie n'est plus à l'état *simple, juvénile,* mais bien compliquée par les suites des attaques précédentes. Cette distinction fondamentale n'a jamais été faite, et cependant elle est d'une importance extrême pour le traitement. Dans le troisième chapitre, je m'occupe de la théorie et cherche à justifier les raisons qui me la font regarder comme une névrose. Dans le suivant, j'indique sommairement les moyens généraux thérapeutiques qui me semblent nuisibles, ou le plus souvent peu convenables, enfin dans le dernier j'expose ma manière de procéder.

Dans de nouvelles lettres nous examinerons successivement la goutte chronique compliquée ou remontée, et j'espère vous démontrer et vous convaincre que, lorsque des complications surviennent, elles sont singulièrement et presque toujours aggravées, et par le régime, et par les médications suivies jusqu'à ce jour : parceque l'on veut absolument que ce soit la goutte qui soit fixée sur l'estomac ou tout autre organe intérieur et important qui fonctionnent mal.

Également, je reviendrai sur quelques formes que la goutte choisit la première fois; c'est ainsi que je l'ai vue chez deux vieilles demoiselles, attaquées après la cessation des règles. Les douleurs n'étaient peut-être pas d'une vivacité extrême ; mais les difformités osseuses étaient si considérables que je croyais ces deux dames goutteuses depuis plusieurs années. Il n'en était rien; car la seconde n'avait éprouvé la goutte pour la première fois que depuis huit mois.

De même, vous trouverez peut-être étrange que je ne publie pas d'observations particulières. J'ai pensé qu'elles seraient mieux placées à la suite de l'exposition de la goutte chronique, constitutionnelle. Comme vous le verrez alors, par celle que je vous donnerai de M. le comte Ambl. de Beaumont, qui résume parfaitement à lui seul un cas de goutte bien remarquable. Peu de jours ont suffi pour lui donner un état de santé qu'il ne connaissait pas depuis un grand nombre d'années.

VALE,

votre ami.

OLINET.

NOUVELLE MÉTHODE

DE TRAITER ET

GUERIR LA GOUTTE.

CHAPITRE I.

Moi-même, avant d'avoir éprouvé la goutte, je regardais cette cruelle maladie en quelque sorte comme réfractaire à la médecine; je gémissais de voir que mes soins les plus assidus, les plus conformes aux conseils de nos maîtres, ne soulageaient nullement ou très-peu les malheureux qui réclamaient mes conseils : aussi, était-ce sans surprise que je voyais mes goutteux s'empresser de faire usage d'une multitude de remèdes empiriques, conseillés par les personnes les plus étrangères à l'art de guérir; mais enfin, cloué sur mon lit de douleurs, après avoir fait usage, sans amélioration, des médicaments les plus rationnels, je voulus consulter les auteurs qui se sont plus particulièrement occupés de la goutte et des maladies goutteuses, et ce ne fut pas sans un grand étonnement que je vis que presque tous se répétaient, et qu'il n'y en avait qu'un très-petit nombre qui eussent écrit des remarques essentielles sur cette maladie; et encore parmi ces auteurs, Sydenham, médecin goutteux, est-il celui qui a tracé le tableau le plus exact de la goutte simple et régulière. Je dis simple et régulière, parce que nous aurons à examiner et à discuter plus tard si ce que l'on appelle goutte compliquée, remontée, n'est pas la suite inévitable d'un traitement tout à fait contraire, ou d'une incurie malheureuse qui expose les malades à toutes les suites si fâcheuses de la goutte négligée.

En m'exprimant ainsi, je suis bien éloigné de croire que tout *soit* à faire sur la goutte, et que nos devanciers n'aient rien écrit ni rien dit de bon sur cette maladie. Telle n'est certainement pas ma pensée, car j'ai profité de leurs recherches; leurs œuvres m'ont été très-utiles, mais je veux dire que la podagre est elle-même; qu'elle n'a de ressemblance avec aucune autre affection morbide; car elle peut paraître presque subitement, durer quelques instants, quitter une partie, se montrer sur une autre, menacer et même éteindre la vie, et cela dans l'espace de quelques heures..... Heureusement que cette marche est exceptionnelle, et que le plus ordinairement, je dirais presque toujours, la goutte survient, dure plus ou moins de temps, disparaît, laissant après elle une difformité (le gonflement de la partie qui a été le siége du mal) qui semble, *là-oubliée,* pour désigner la saison suivante, le siége d'une nouvelle attaque ; c'est ainsi que chez presque tous les goutteux la vie se passera désormais, en retour périodique d'accès, qui chaque fois envahiront non-seulement d'autres articulations, mais d'autres parties du corps, et vous verrez des malades assez affligés, être dans un état déplorable, n'ayant de la vie que la faculté de penser parler et de digérer ; en un mot, être de véritables végétaux, privés de locomotion.

Tel était donc l'avenir que je redoutais ! Aussi, vous croirez sans peine combien je désirais le prévenir, et avec quelle attention je lisais les ouvrages des médecins qui ont écrit sur la goutte..... Mais, comme je vous l'ai dit, les médecins-auteurs qui n'ont pas éprouvé cette atroce maladie ont presque tous copié leurs devanciers, ajouté quelques remèdes empiriques au nombre de ceux déjà recommandés, ou, raisonnant d'après les théories alors en crédit, prescrivaient un traitement tel quel.

D'après les observations faites sur moi-même, les recherches nombreuses auxquelles je me suis livré, je n'hésite pas à dire qu'une bonne monographie de la goutte ne soit à faire pour assigner la place qu'elle doit occuper dans un cadre nosographique ; il faut la considérer comme une maladie qui n'a d'analogie avec aucune autre, et à laquelle il faut conserver son nom, faute de mieux ; en un mot, l'étudier comme une affection morbide, formant dans les cadres nosologiques une espèce à part, et non pas vouloir par extension en faire des appendices d'autres maladies, avec lesquelles de prime abord elle paraît avoir de la ressemblance. Il faut aussi la considérer d'une manière générale et plus philosophique qu'elle ne l'a été jusqu'ici dans les ouvrages spéciaux ou généraux de médecine. Ne pas en multiplier les genres, les variétés, comme on l'a fait; car la goutte est toujours la goutte, les signes et les symptômes qui la font reconnaître sont toujours les mêmes, quelle que soit la partie du corps qu'elle attaque. Cette partie de l'histoire de la goutte est tellement obscure, surchargée d'idées qui se choquent, que je conçois que le médecin qui n'est pas ou n'a pas été goutteux, soit vraiment dans une horrible perplexité lorsque l'on réclame ses conseils pour une personne qui avait la goutte, et qui, n'ayant pas d'accès *actuellement*, éprouve une maladie qui ne se traduit pas par des symptômes assez tranchés, de manière à être sinon reconnue de suite, au moins fortement soupçonnée. Vous voyez donc que ce n'est pas légèrement que j'ai pris le parti d'écrire sur la goutte, mais bien d'après mon expérience personnelle; vous qui avez eu, et avez encore souvent des douleurs rhumatismales, vous ne pouvez que vous faire une très-faible idée de celles que la goutte fait endurer. Elles sont tellement atroces que les malades disent n'en n'avoir jamais ressenti de pareilles (Fouquier), et s'ils étaient assurés de ne plus éprouver d'accès de goutte, je suis convaincu que presque tous les goutteux n'hésiteraient pas à subir une opération sanglante qui retrancherait la partie douloureuse. Leur position est tellement affreuse que voici ce que m'écrivait l'un d'eux ; l'énergie de son langage vous montrera tout ce qu'il y a de désespoir chez les podagres :

Souffrir fut, nous dit-on, la condition primitive attachée à l'existence du genre humain.

Mais s'il est vrai que chacun naît esclave de ce tribut de notre nature, dû aux substances du bien et du mal dont elle dérive et se compose, pourquoi faut-il qu'il soit réparti si inégalement, qu'il n'ait point de terme assigné pour les uns, quand il frise à peine l'existence des autres?

A ce compte, que de beaux jours je me serais préparés, quelle plénitude de bonheur me serait due pour l'avenir !

Pendant quatorze ans, accablé par une maladie dont il me serait difficile de déterminer les causes, aujourd'hui même que les plus savantes discussions à ce sujet ont été débattues à mon chevet, et quoique aucune circonstance n'ait échappé au scapel de l'analyse médicale, que de cris me furent arrachés par la douleur, que d'amers découragements, que de sombres désespoirs ont assiégé mon esprit ; et aussi que d'efforts inouïs d'une nature jeune encore et vigoureuse sous les étreintes d'un mal qui, venu lentement et graduellement, s'irritait en raison même des efforts tentés pour le vaincre.

Ni les prescriptions rigoureuses prescrites par les célébrités de la faculté, ni les expatriations obligées sous prétexte de changement de climat (comme si l'air vital qui d'abord alimenta notre existence native devait se charger plus tard de miasmes empoisonnés) ; ni enfin, le déluge d'eaux de tous noms, de toutes propriétés, de tous pays, dont je fus inondé, et qui firent de moi comme une sorte d'être amphibie ; rien ne peut contre l'obstination d'un mal dont le siége, d'abord fixé à quelques parties, avait fini par s'étendre jusqu'aux dernières fibrilles de mon corps.

Brisé de lutte et de découragement, tout espoir de renaître à la santé et de recouvrer l'entier exercice de mes facultés, autrefois, hélas ! si puissantes et si pleines de vie, ne pouvant plus flatter ma pensée, je n'attendais de cessation à mes peines que d'une mort que j'avais fini par envisager sans crainte, que trop souvent j'appelais même de mes vœux.

Tel a été pendant plusieurs années l'état constant d'une existence devenue, comme on le voit, un supplice.

Si ce n'est pas encore la santé que vous m'avez rendue, je ressens déjà ce bien-être qu'éprouve tout malade revenu à la santé après des crises aiguës, et un doux repos plus cher que la santé même.

11 Janvier 1835 — FALIDOIS, rue de Vaugirard, 116.

Actuellement M. F. est marchand de tuiles, carreaux commerce qui exige un exercice continuel ; cependant depuis dix-huit mois il ne pouvait plus sortir de ses appartements.

CHAPITRE II.

Il y avait déjà beaucoup d'années que j'avais ressenti la goutte pour la première fois. Je m'en croyais bien débarrassé, lorsqu'au printemps de 1837 je fus pris d'un accès au gros orteil du pied gauche, tellement douloureux, qu'après quinze jours d'un séjour forcé à la chambre, je me trouvai très-heureux de pouvoir sortir avec des chaussures que les goutteux seuls connaissent. L'automne, le printemps suivant, nouveaux accès, aussi violents, mais cette fois laissant l'articulation gonflée, douloureuse bien plus longtemps que la première fois. J'avais eu recours aux bienveillants conseils de mes confrères, qui me prescrivirent divers remèdes que moi-même j'ordonnais à mes malades, parce que, comme eux, je croyais que la patience, le repos, les calmants locaux et intérieurs devaient être la base de la médication. Mais la goutte me reprenant plus souvent, je commençai par lire de nouveau les ouvrages des principaux médecins qui s'en sont occupés, et je vis qu'il y avait une discordance énorme, non seulement entre les théories, mais entre chaque méthode de traitement, et que les praticiens les plus recommandables étaient presque unanimes pour proscrire toute espèce de médication! Souffrant trop pour ne pas chercher tous les moyens de guérir, j'étudiai la maladie sur moi-même, j'analysai toutes les phases de sa marche régulière, je fis usage d'une multitude de remèdes: aucun ne me procura de soulagement; j'en essayai de nouveaux. Je réfléchis sur la nature de la goutte, et malgré ma vénération pour les grands maîtres qui s'en sont occupés, je vis que tous les médecins, même les plus recommandables, n'éclaircissaient ni l'étiologie ni la nature de cette maladie, encore bien moins les bases d'un traitement convenable. C'est ici que la confusion est complète; c'est un véritable chaos, et cependant quoique la goutte, dans sa forme, ne soit pas univoque, que son siége ne soit pas toujours le même, la cause *individuelle* qui la produit n'est-elle pas toujours la même? Je n'hésite pas à répondre que oui. La providence, dans sa divine sagesse, n'a créé qu'un très-petit nombre de lois générales qui régissent l'univers. Pourquoi donc n'en serait-il pas de même pour les maladies?.... et, s'il en est ainsi, je m'explique les succès que j'obtiens d'après ma nouvelle méthode de traitement, basée sur ce que je regarde la cause de la goutte, quelle que soit la partie qu'elle attaque et la forme sous laquelle elle se traduise comme étant toujours la même.

Après vous avoir exposé quelques idées générales sur la goutte, je vais maintenant vous la décrire dans sa plus grande simplicité, parcourant avec régularité ses périodes, et vous verrez que, dans le plus grand nombre des cas, elle fait exception à la loi générale qui régit toutes les maladies : c'est qu'elle ne guérit jamais spontanément, sans laisser après elle quelques tristes suites qui tendront toujours à la rappeler, et qui finiront par être de grandes infirmités. En effet, les accès seront plus rapprochés, plus prolongés, et laisseront après chacun d'eux des difformités qui finiront par être de graves lésions morbides, susceptibles d'enrayer tellement les fonctions essentielles de la vie, que la mort en est la suite inévitable. S'il y a de vieux goutteux, il en meurt beaucoup de jeunes, et c'est une bien grande erreur que de croire que la goutte soit un brevet de longévité.

Malgré les justes et très-exactes observations de Sydenham, la goutte simple qui attaque pour la première fois ne se déclare pas rigoureusement comme il l'indique. Voici ce que j'ai observé sur moi-même et sur beaucoup d'autres : mes fonctions digestives n'étaient nullement altérées, je n'éprouvais aucune flatuosité; régulier dans toutes mes habitudes, comme tous les médecins, menant une vie très-active, je trouvais que quelque chose dans ma chaussure m'avait gêné l'articulation du gros orteil gauche, qui me causait une sensation de prurit plutôt que douloureuse, avec un peu de rougeur particulière et propre à la goutte, et de gonflement imperceptible, mais ne supportant pas la plus légère pression. Déjà toutes les veines du pied étaient plus apparentes. Au lit, je m'endormis, mais mon sommeil fut agité, je souffrais davantage. Ce qui avait été une sensation insolite pénible, devint bientôt plus forte et assez douloureuse pour me réveiller. J'éprouvais à l'articulation du gros orteil des élancements, comme si quelque pointe très-acérée, une aiguille, par exemple, me piquait de dedans en dehors; je croyais qu'un corps étranger était dans mes matelas, et augmentait encore cet effet. Je dormis mal et peu, et au jour je m'aperçus que l'articulation était gonflée, tendue, douloureuse, d'une couleur rouge-clair. La journée, difficulté extrême de marcher, de supporter mes chaussures ordinaires, nécessité de mettre des pantoufles plus larges. Le soir, gonflement augmenté, douleur plus vive, coloration bien plus foncée, d'un rouge cerise, et aussi gonflement remarquable des veines du pied. Elancements plus rapprochés, plus forts, instantanément extension forcée des orteils comme une crampe. De plus, la partie affligée ressent une douleur si vive qu'elle ne peut seulement supporter le poids de la couverture ni que l'on marche un peu fortement dans la chambre. Le malade s'agite continuellement et fait mille efforts pour donner une autre situation tant à son corps qu'à la partie affectée. (Sydenham.) La fin de la nuit, légère rémission, gonflement local très-prononcé, le plus léger attouchement est très-douloureux, et l'on sent très-manifestement de la fluctuation *loco dolenti*.

Les phénomènes décrits ci-dessus s'accompagnent d'une réaction fébrile plus ou moins forte, et peuvent se répéter durant plusieurs jours. La fin de l'accès est annoncée par une moiteur, une douce transpiration du siége du mal et du pied, l'affaissement de la tumeur goutteuse dont la peau se ride, se fane absolument comme une vieille pomme de reinette... Tout le pied reste plus ou moins tuméfié, ampoulé, la douleur disparaît peu à peu, et l'accès est terminé. Seulement, lorsqu'il y a eu plusieurs attaques de goutte, l'articulation reste tuméfiée, et toute chaussure un peu étroite est impossible pour un temps plus ou moins long. Un pied débarrassé, l'autre peut être envahi de suite et offrir absolument les mêmes phénomènes. Lorsque cela arrive, la convalescence du pied premier malade semble être plus rapide. Quoi qu'il en soit, la marche est pénible pendant plusieurs semaines, et les douleurs, quoique infiniment plus légères, ne sont pas tout à fait éteintes. La totalité du pied, et surtout l'endroit affecté fait éprouver un prurit, une démangeaison extraordinaires qui engageraient à frotter si parfois la douleur n'arrêtait, et une grande surface devient furfuracée, l'épiderme se détache par plaques assez larges, les urines sont rouges, déposent un sédiment briqueté épais, et le ventre est resserré.

Telle est la marche de la goutte simple et régulière, marche qu'elle suit, n'importe quelle articulation elle frappe. Seulement si celle-ci est à large surface, comme le poignet, le coude, le genoux surtout, il se fait un épanchement séreux (qu'il ne faut pas confondre avec le gonflement goutteux) d'où résulte une tumeur plus ou moins volumineuse, fluctuante sans changement de couleur à la peau, indolente à la pression, et qui se résout plus ou moins rapidement.

Lorsque la goutte se déclare sur les articulations des pieds ou de la main, la sensation qu'elle produit est une douleur qui n'est pas celle que je viens de décrire; il semble que le pied ou le poignet soit emprisonné dans une chaussure ou un gant de fer trop étroit. *Sydenham* mentionne cette circonstance, qui me paraît résulter de la conformation anatomique des parties. Mais une suite inévitable de ces accès, sur ces parties, et qu'il importe de connaître, afin d'en prévenir les malades, c'est que l'accès étant terminé, il reste une grande faiblesse dans l'articulation, au point qu'il y a impossibilité de marcher sur la pointe du pied, mais bien sur les talons, ce qui fait légèrement boiter les goutteux ; aux poignets, la même faiblesse existe, et il y a impossibilité de soulever un poids un peu lourd ou de couper quelque chose d'une certaine résistance.

La goutte peut encore se déclarer sur d'autres parties du corps que les articulations, mais cependant presque toujours à leur voisinage. C'est ainsi que je l'ai observée à la partie inférieure de l'avant-bras, près du poignet ; à la partie inférieure de la jambe, près des malléoles. Il y avait de la rougeur d'un rouge cerise, plus ou moins vif, à peine du gonflement local, mais tension remarquable des veines, douleur tensive, semblable à celle de la brûlure par de l'eau bouillante et rougeur *rosée* imperceptible régnant sur le trajet des nerfs principaux du membre. Du reste, même impossibilité de mouvoir la partie malade; mais, l'accès passé, aucune trace ne restait de son existence.

Une des variétés de la goutte que je regarde comme des plus graves, mais heureusement la moins fréquente, c'est lorsqu'elle attaque les deux pieds à la fois, et non-seulement toutes les articulations du tarse et du métatarse, mais encore celles de la jambe avec le pied. Le gonflement envahit tout celui-ci, les douleurs deviennent tellement vives sous la plante du pied, que le malheureux est obligé de marcher, lorsqu'il le peut encore, sur les talons. Ses malléoles deviennent très-grosses, surtout intérieurement, le pied est déjeté en dehors, et, après plusieurs mois, cette déviation en dehors est encore plus considérable, le poids du corps portant presque sur la malléole interne, comme dans certaines variétés du pied-bot, et la marche ne peut avoir lieu qu'avec un balancement considérable du corps, comme lorsque l'on a les pieds empêtrés dans un bourbier.

Très rarement, j'ai vu la goutte se déclarer, pour la première fois à la région cervicale et dorsale supérieure. Les douleurs sont vives, aiguës avec élancements et gonflements des éminences osseuses; et comme un grand nombre de muscles s'attachent aux vertèbres et aux omoplates, il existe une très grande gêne dans les mouvements de la tête, du cou, des membres supérieurs et inférieurs, et une constriction très prononcée des flancs.

Était-ce la goutte qu'éprouvait un employé du canal de St-Martin, dont voici l'histoire? Éclusier depuis 1832, cet homme, d'une forte stature, d'une conduite régulière, d'un tempérament sanguin, ancien militaire, âgé de 58 ans, ayant un frère très-goutteux, éprouve à la fin de 1840 une névralgie frontale qui cède difficilement aux moyens employés. Jouissant d'une santé parfaite à la fin du printemps 1841, sans avant-coureur, il éprouve tout à coup le matin, deux heures après être levé, une atroce douleur dans la région des vertèbres lombaires et dernières dorsales, s'irradiant sur les fesses et accompagnée de crampes, d'extensions forcées des deux membres au plus léger mouvement, même ceux de la respiration; mais, malgré les précautions du malade, couché en supination pour ne pas remuer, ces extensions douloureuses se répètent fréquemment et lui arrachent des cris. Du reste, pas de réaction fébrile, pas de soif. Je pense à une néphrite calculeuse : sangsues, demi-lavements, tisane nitrée, bain qui n'est pas pris. Le lendemain nulle amélioration : urines rendues facilement et naturelles ; je réfléchis, je crois reconnaître la goutte, surtout aux *extensions forcées* des muscles ; je prescris mon traitement : quatre heures après, le calme survient, augmente de plus en plus, et B. est promptement rétabli. Pendant quelque temps, il éprouve de la faiblesse dans les reins et une légère douleur dans le membre droit, comme dans la sciatique. Les douches et les bains de vapeur lui sont très-utiles.

La goutte peut-elle, surtout lorsqu'elle est régulière, se déclarer sur des organes intérieurs ? Je ne saurais le contester d'une manière absolue, mais j'avoue que si je ne la crois pas improbable, je ne la regarde guère comme possible ; et je croirais très-facilement que, dans beaucoup de circonstances, on a faussement mis sur son compte des morts qu'elle n'avait pas produites ; lorsqu'elle est en quelque sorte chronique, habituelle, je croirais que cette émigration peut avoir lieu, et c'est une des complications les plus graves de la goutte ancienne ou mal traitée, ce qui revient au même. Au mois de mars 1842, le matin de bonne heure, on vint me chercher pour un homme âgé de soixante-huit ans, maigre, sec, goutteux horriblement, chez lequel la goutte était, disait-on, remontée à l'estomac. Avant mon arrivée, dans la crainte d'une mort subite, on avait placé des sinapismes aux genoux et aux pieds. A l'intérieur, des boissons sudorifiques stimulantes avaient été prises. Près du malade, je l'examine; je reconnais facilement une pleuro-pneumonie : je change la médication, et la guérison est très-prompte. Aux yeux de toute la famille, je passai pour bien hardi, parce que, me disait-on, plusieurs fois, chez ce malade, la goutte s'était montrée de la sorte, et ce n'était qu'à grand peine que l'on avait obtenu, après beaucoup de jours, une convalescence elle-même très-longue et très pénible. Chose bien remarquable, malgré les puissants dérivatifs appliqués sur les pieds et les genoux, il n'éprouva pas d'accès.

Je viens de vous tracer le tableau de la goutte régulière, soit qu'elle attaque plusieurs articulations à la fois, ou successivement les unes après les autres, et laissant toujours après chaque accès une difformité plus grande avec gêne dans les mouvements, l'une et l'autre d'abord insensibles; mais les attaques se répétant avec plus de fréquence, les incommodités devenant plus grandes, nous arrivons à ce que l'on appelle goutte chronique, constitutionnelle, compliquée, état le plus déplorable, comme je vous le disais, car le goutteux, dans cette triste position, est en attendant de nouvelles attaques qui le condamneront désormais et pour toujours, comme un végétal, à l'immobilité, sans pouvoir changer de place, ce qui a fait dire d'eux : *Manus habent et non palpabunt, pedes habent et non ambulabunt, sed clamabunt in gutture suo*. Un accès de goutte aiguë pourra bien encore le frapper et suivre la marche que je viens de vous exposer, mais le plus souvent ce sont des attaques partielles, d'une intensité moindre, qui viennent en quelque sorte poser sur les articulations de nouvelles couches de matières tophacées, qui sans cesse augmentent leur volume et finissent par les ankiloser, ou les difformer d'étrange façon, ce qui a fait dire à Sydenham que la main d'un vieux goutteux ressemblait à une botte de panais, expression d'une vérité pittoresque bien remarquable. C'est dans cet état que le podagre cesse d'éprouver de grandes douleurs; mais aussi il est rare qu'il n'en ressente pas tantôt dans une partie du corps, tantôt dans une autre, des douleurs qu'il exprime en disant qu'elles ressemblent aux éclairs, c'est-à-dire qu'elles sont générales, quoique partielles; et même cet etat de souffrance peut être général et provoquer un état fébrile qui, sans intensité par sa durée, finit par épuiser les forces générales et alanguir toutes les fonctions, celles de la digestion surtout, et bientôt le marasme et la mort surviennent. C'est également lorsque la goutte est arrivée à cette période de sa durée qu'il arrive fréquemment que le moindre mouvement est pénible, douloureux, et que le repos le plus absolu devient une nécessité insurmontable. Un fait bien remarquable, c'est la possibilité pour les goutteux, lorsqu'ils sont couchés, de pouvoir remuer les membres pelviens, les allonger, les changer de place, et debout de ne pouvoir aucunement les mouvoir! S'ils peuvent encore les traîner sur un sol uni, un parquet, par exemple, ils ne souffrent pas, mais une tête de clou vient-elle à être heurtée par le pied, une douleur atroce retentit dans toutes les articulations, comme ferait une commotion de la machine électrique.

CHAPITRE III.

Avant de nous occuper de ce que l'on nomme goutte compliquée, et elle peut l'être par beaucoup d'autres affections, survenues soit pendant sa durée, soit qu'elle-même se déclare consécutivement, il serait nécessaire de bien être d'accord sur ce qu'il faut entendre par goutte chronique et goutte aiguë. Je crois que, quelle que soit sa durée, son ancienneté, elle est toujours la même, quant à sa nature intime, et je suis convaincu qu'il faut regarder comme essentiellement et rigoureusement curable, par les mêmes moyens, la goutte chronique, comme la goutte aiguë, que celle-là dure depuis plusieurs mois ou depuis quelques semaines seulement. Le traitement seul est plus long et doit être suivi avec beaucoup de soin. Il conviendrait aussi d'examiner et de fixer la place que cette cruelle et grave maladie doit occuper dans une nosographie. Ici, la tâche devient bien difficile, le vaste champ des conjectures va s'ouvrir, et aucune pièce pathologique ne pourra nous éclairer, car les goutteux qui succombent ont toujours eu plusieurs accès, et l'examen des parties hyperthophiées ne peut en aucune façon faire connaître quels ont été les tissus primitivement affectés. C'est donc, et sur la marche des phénomènes, et d'après les bases du traitement que nous pouvons essayer de la classer. Sans doute les sciences médicales ont fait de remarquables progrès depuis quarante ans ; mais il ne faut pas imiter Paracelse, et renier le passé : aussi j'avouerai que mon embarras est grand lorsque j'examine théoriquement la goutte. En effet, qu'est-ce que la goutte ? Quelle place doit-elle occuper dans un cadre nosologique ?

Est-ce une inflammation ?

Est-ce une maladie humorale ?

Est-ce une névrose ?

Beaucoup de raisons pourraient faire croire qu'il y a inflammation, mais un bien plus grand nombre démontrent le contraire, comme on le verra lorsque nous nous occuperons du traitement.

Je vous dirai de même que l'idée d'une maladie humorale ne soutient pas un examen sérieux, bien que cependant il y ait épanchement d'une humeur, *sui generis*, qui devient à son tour comme nodus, une cause de réapparition de la première.

Pour moi, la goutte est une névrose, et une névrose des plus aiguës. Pinel, notre illustre maître, dans sa nosographie philosophique, l'avait d'abord classée parmi les maladies nerveuses. Plus tard, il la mit dans la classe des inflammations ; dernièrement, M. le professeur Fouquier, dans une leçon de clinique, disait : La goutte a en effet un élément nerveux très apparent, et on y reconnaît, par l'analyse, tous les caractères d'une névrose, mais nous sommes bien éloigné de n'admettre que ce seul élément, car il y a aussi manifestement, dans cette maladie, un élément inflammatoire. » (*Gazette des Hôpitaux*, 12 avril 1832.) Malgré l'autorité d'un tel praticien, mon opinion reste toujours la même.

Cette maladie semble être très souvent héréditaire, néanmoins les exemples contraires sont très-nombreux. Elle attaque plus souvent les hommes que les femmes ; les adultes, les vieillards, que les enfants ; rarement les nourrices, les personnes qui mènent une vie peu active, qui vivent bien et confortablement. Il y a cependant de nombreuses exceptions, elle se déclare plus particulièrement au printemps et à l'automne, à moins qu'elle ne soit ancienne : dans ce cas il n'y a plus de saison. Un changement de température, une cause légère, peuvent provoquer un accès, comme nous le verrons en traitant de la goutte chronique. Considérée comme une névrose, on explique très-bien que le cerveau surexcité par un travail de cabinet, l'abus des jouissances du harem, des liqueurs alcooliques et des vins généreux, une attaque de goutte puisse survenir, mais cependant combien ne voyons-nous pas d'individus, gens de beaucoup d'esprit, qui non seulement usent, mais abusent étrangement de toutes ces choses sans provoquer chez eux d'accès, et jouissent au contraire d'une parfaite santé... C'est qu'indépendamment de toutes ces causes occasionnelles, il faut donc encore un concours de circonstances particulières pour que la goutte se déclare, et notez bien que ces causes particulières sont inhérentes à l'individu, font partie de lui-même, de son idyosincrasie, et ne nous sont révélées que si la maladie paraît. *C'est donc cette cause toute constitutionnelle qu'il faut attaquer, si l'on veut réussir.* Aussi, ce n'est qu'après beaucoup de recherches, de nombreux essais, de tâtonnements multipliés faits sur moi-même, que j'ai fixé les bases de ma méthode de traitement, entièrement nouvelle, que j'ai la conviction d'avoir trouvé un antigoutteux aussi efficace pour combattre cette maladie que le quinquina et les préparations hydrargiriques le sont pour arrêter et guérir les fièvres intermittentes et les maladies vénériennes.

CHAPITRE IV.

Je vais aborder ce qui concerne le traitement de la goutte. Je suis l'exemple de Sydenham qui s'explique ainsi : « Pour ce qui est de la curation de la goutte, je parlerai d'abord des remèdes dont il faut s'abstenir, et ensuite de ceux qu'il faut employer.

Les médecins qui regardent la podagre comme une inflammation se rapprochant beaucoup du rhumatisme, d'où les noms de goutte rhumatismale ou rhumatisme goutteux, ont proposé et prescrit les évacuations sanguines générales ou locales. Mais l'expérience força vite à renoncer à cette méthode curative. En effet, elle pourrait produire de très-grands accidents, dont le moindre serait de prolonger la durée de l'accès, et si le sang avait été tiré *loco dolenti*, la partie resterait plus longtemps gonflée, dolente, et par cela même plus disposée à ce qu'il s'y forme des tophus, et une gêne infiniment plus grande dans les mouvements, même leur suppression complète, une ankilose des articulations. Ce résultat suffirait pour démontrer combien il y a de dissemblance entre la goutte et le rhumatisme, puisque celui-ci, maladie essentiellement inflammatoire, est efficacement combattue par les émissions sanguines.

Les mêmes réflexions sont parfaitement applicables aux purgatifs ; par leur emploi intempestif, on peut enrayer la marche de l'accès et exposer gravement les jours des malades. Ce n'est que dans la goutte chronique que l'on peut en faire usage, non pas comme anti-goutteux ; mais comme il arrive presque toujours que, souffrant depuis plusieurs mois, il y a langueur dans les fonctions digestives, et que pour accélérer la marche de la goutte il y a nécessité qu'un certain degré de forces générales existe, un purgatif excite les propriétés vitales et pour cette raison devient utile. Mais il faut une grande habitude pour que cette médication ne soit pas nuisible. C'est cependant ce qui arrive journellement par l'emploi de sirops et pilules de toute espèce que vous voyez annoncer dans les journaux et qui tous purgent. Les accès commencent à peine que les malheureux se purgent, les douleurs sont peut-être peu vives chez les anciens goutteux, mais l'attaque est d'une durée désespérante. C'est par la même raison qu'il faut bien vous garder de soumettre vos malades à une diète rigoureuse, lactée ou toute végétale. Le régime doit être régulier, pas trop rigoureux sur quoi que ce soit et proscrire seulement les excès. L'importance de suivre son régime habituel, lorsqu'il est convenable, est démontrée d'une manière bien remarquable par l'histoire exacte que le célèbre Desaguiluelers trace à son médecin, le docteur Loob, qui la lui avait demandée. Habitué à une vie confortable, il changea brusquement de régime. Des accidents nerveux très-variés ne tardèrent pas à se déclarer, et malgré sa ferme résolution, il dut revenir à ses primitives habitudes en les modifiant. (*V. Pinel, Monographie.*) Malheureusement ce n'est pas le régime prescrit à bon nombre de goutteux, lesquels sont persuadés que de déjeuner avec du lait, boire de l'eau seule ou à peine vineuse leur évitent la goutte, ou du moins la rendent moins violente. Ceci est possible peut-être, mais les accès durent plusieurs mois ou reviennent plus souvent, toute la constitution est promptement altérée, les nodus se développent sur beaucoup d'articulations, qui sont surtout celles du pied avec la jambe, qui devient très-volumineuse et le malheureux, loin d'avoir amélioré son sort, s'est rendu impotent. Il est donc d'une importance extrême de s'occuper du régime, et le médecin ne saurait jamais trop y faire attention.

Dois-je vous entretenir d'une multitude d'autres moyens prônés comme anti-goutteux, depuis longtemps négligés et justement oubliés? Je ne le pense pas. Néanmoins je ne dois pas omettre complètement la poudre de *Portland*, ainsi nommée parce que le duc de ce nom, après en avoir fait un très-long usage, a été guéri d'une goutte héréditaire; elle a joui d'une grande vogue en Angleterre, et Cullen la prescrivait volontiers, sans y avoir une grande confiance, et aujourd'hui elle est oubliée.

L'immersion des parties souffrantes dans une solution alkaline, au dire de plusieurs goutteux qui en ont fait usage, ne leur a été d'aucune utilité et souvent nuisible. Ce moyen ne doit pas être rejeté d'une manière absolue, seulement il ne faut en faire usage que sous les yeux d'un médecin habitué à soigner la goutte, parce que dans beaucoup de circonstances il est avantageux, et que dans un bien plus grand nombre de cas il peut être nuisible. Ce qui explique la défaveur dans laquelle ce moyen, tout fraîchement mis en usage, est tombé. Quoiqu'il n'en soit pas tout à fait de même des eaux minérales alkalines gazeuses, et plus particulièrement de celles de Vichy, je vous dirai que, d'après mes observations sur un nombre déterminé de goutteux, qui ont fait usage à Vichy même de ces eaux, la moitié en est revenue plus malade, au point que quelques uns, qui marchaient encore, difficilement il est vrai, se sont trouvés dans l'impossibilité de faire un pas. Un quart en a été réellement soulagé, et le quart restant en est revenu comme il y était allé, ni mieux ni plus mal. Que conclûre ? Qu'en général les eaux minérales, même celles de Vichy, ne sont utiles que rarement, et que, bien loin de dissiper les concrétions tophacées et de rendre les mouvements plus libres, elles solidifient en quelque sorte les premières et hâtent les ankiloses. Cette opinion sur l'effet des eaux minérales alkalines vous paraîtra peut-être paradoxale ou tout au moins très-hasardée, d'après les incontestables rapports qui existent entre la goutte et la gravelle ; mais en lisant avec attention les diverses opinions émises sur l'utilité des eaux de Vichy pour favoriser ou même opérer la dissolution des calculs urinaires, il y a prudence d'attendre.

CHAPITRE V.

D'après ce que je viens d'exposer sommairement, il est facile de voir que jusqu'ici le traitement de la goutte ne reposant pas sûr une base convenable, en les passant en revue, on cesse d'être surpris et de leur insuccès, et de leur grand nombre, et aussi de la répugnance des goutteux à réclamer les secours de la médecine. J'ai fait pour cette maladie comme pour toutes les autres : j'ai suivi les excellents conseils de mon digne maître Leveillé, qui, dans ses cours comme dans ses livres, nous disaient toujours : Suivez attentivement la marche des affections morbides, observez bien comment, et, s'il est possible, pourquoi tel mode de terminaison arrive ; si cette terminaison a lieu par le retour à la santé, votre conduite est toute tracée: imitez la marche de la nature, tâchez de faire comme elle, et par les moyens que vous emploierez, ne dérangez en rien ses efforts salutaires ; si, au contraire, cette même maladie tend, soit par sa nature, soit par sa gravité, à se terminer par la mort, faites usage de remèdes convenables et capables, dans le dernier cas, de diminuer les dangers qu'elle fait courir et susceptibles de la ramener à l'état de simplicité qui n'expose plus les jours des malades. N'est-ce pas la conduite que nous tenons journellement dans le traitement d'une maladie très-fréquente, et dont la médication est bien connue, au point que la guérison est la règle et la mort l'exception, je veux dire la fluxion de poitrine? Sa terminaison la plus heureuse est la résolution; or, tous les agents thérapeutiques sont dirigés pour obtenir ce résultat. *Ducenda quò natura vergit.* Cette maxime, base de toute bonne médecine pratique, est recommandée partout dans les écrits de nos anciens maîtres. C'est aussi ce que j'ai fait pour le traitement de la goutte. Quelles sont les indications à remplir? 1° Calmer la douleur, dont l'acuité est si grande qu'elle brise le courage de l'homme qui en a le plus, 2° et obtenir le plus promptement possible la guérison de l'accès. Jusqu'ici les moyens mis en usage n'étant pas dirigés de manière à provoquer les crises que la nature détermine elle-même lors de la cessation de l'attaque, il est permis de dire que la goutte parcourait ses périodes, malgré les moyens thérapeutiques employés pour la combattre, très-lentement, très-douloureusement, et les malades non-seulement se décourageaient, et même les médecins, car les plus habiles s'abstenaient. Mais je vous l'ai dit : goutteux moi-même, j'ai observé ce qui se passait à la fin de l'accès. La crise heureuse s'annonce localement par la flétissure de la peau, un prurit très-grand, la desquamation furfuracée de l'épiderme, l'œdématie des parties environnantes.

Dès lors ma conduite a été toute tracée : il fallait

produire ce prurit, cette desquamation qui est bien loin de ressembler à celle qui succède à l'érysipèle, car c'est une véritable sécrétion morbide qui peut durer des mois entiers, devenir assez considérable pour former de véritables croûtes (ce qui n'arrive que chez les vieux goutteux qui ont les articulations gonflées), croûtes qui se renouvellent sans cesse, avec une mobilité croissante dans l'articulation, de la diminution dans son volume; et après un certain laps de temps, les membres reprennent toute leur mobilité, et j'ai vu des podagres qui ne bougeaient plus depuis plusieurs années, marcher et pouvoir de nouveau se livrer à des occupations auxquelles ils avaient dû renoncer. Sous l'influence des traitements internes et externes que je prescris, il est rare que les douleurs si vives dont j'ai parlé ne cessent pas complètement, après quelques heures de pansements; mais toujours elles sont tellement diminuées que le sommeil revient et l'espoir renaît. Si l'articulation est à larges surfaces, comme le poignet, le coude, le genou, le pied, il se forme une multitude de petits points lenticulaires, qui sécrètent une humeur gluante visqueuse au toucher, de couleur ambrée ; d'autres fois de véritables taches noires semblables à des escharres surviennent; quelques jours plus tard elles se détachent, et la plaie sécrète une matière crêmeuse, pultacée, semblable à une sauce blanche tournée. On trouve un fait de ce genre bien remarquable, en ce qu'il est survenu spontanément, et le seul que je connaisse imprimé, dans la Gazette des hôpitaux, du 27 février 1842, publié par M. Petit, médecin inspecteur des eaux minérales de Vichy.

Un homme âgé de 56 ans, d'une forte constitution, d'un tempérament sanguin, aimant la bonne table, et pouvant se la procurer. Il est goutteux depuis l'âge de 24 ans, il n'a jamais eu la gravelle, seulement son urine dépose un sédiment très rouge, pendant les premiers jours de ses accès de goutte; il a pris plusieurs fois les eaux de Vichy et en a retiré quelque soulagement, enfin il a souvent remarqué qu'après de forts accès, il se formait sur ses mains une sécrétion gluante, assez épaisse, comme saupoudrée d'une matière blanche.

Moi-même j'ai remarqué le même phénomène chez une jeune femme; quoique grandement étonné, je ne pensais pas alors à l'attribuer au traitement, je fus même inquiet et je craignais d'avoir agi trop activement. Le fait que je viens de citer m'a depuis pleinement rassuré, et chez les anciens goutteux je n'hésite pas à le produire, s'il m'est possible, mais je ne l'obtiens que sur les endroits attaqués.

www.ingramcontent.com/pod-product-compliance
Ingram Content Group UK Ltd.
Pitfield, Milton Keynes, MK11 3LW, UK
UKHW021029200726
13857UKWH00004B/1658

9 782013 053853